2021年第一批四川省省级科技计划项目科普作品创作类《传染病简史系列丛书》
（立项编号2021JDKP0074）

解密结核病：

结核病防治知识问答

夏岚　陈闯　李运葵　张灵麟　王卓⊙主编

U0251756

四川大学出版社
SICHUAN UNIVERSITY PRESS

图书在版编目（CIP）数据

解密结核病：结核病防治知识问答／夏岚等主编
. — 成都：四川大学出版社，2023.4
（传染病与公共卫生科普系列）
ISBN 978-7-5690-6127-7

Ⅰ. ①解… Ⅱ. ①夏… Ⅲ. ①结核病－防治－问题解
答 Ⅳ. ① R52-44

中国国家版本馆 CIP 数据核字（2023）第 089397 号

书　　名：解密结核病：结核病防治知识问答
　　　　　Jiemi Jiehebing: Jiehebing Fangzhi Zhishi Wenda
主　　编：夏　岚　陈　闯　李运葵　张灵麟　王　卓
丛 书 名：传染病与公共卫生科普系列

选题策划：许　奕
责任编辑：许　奕
责任校对：倪德君
装帧设计：墨创文化
责任印制：王　炜

出版发行：四川大学出版社有限责任公司
　　　　　地址：成都市一环路南一段 24 号（610065）
　　　　　电话：（028）85408311（发行部）、85400276（总编室）
　　　　　电子邮箱：scupress@vip.163.com
　　　　　网址：https://press.scu.edu.cn
印前制作：四川胜翔数码印务设计有限公司
印刷装订：四川盛图彩色印刷有限公司

成品尺寸：146 mm×208 mm
印　　张：3.25
字　　数：63 千字

版　　次：2023 年 5 月　第 1 版
印　　次：2023 年 5 月　第 1 次印刷
定　　价：36.00 元

扫码获取数字资源

四川大学出版社
微信公众号

解密结核病：结核病防治知识问答

主　编

夏　岚　陈　闯　李运葵　张灵麟　王　卓

副主编

何金戈　饶正远　郑　静

编委（按姓名拼音排序）

曹　洪　　自贡市疾病预防控制中心
陈　闯　　四川省疾病预防控制中心
陈　燕　　德阳市疾病预防控制中心
程　刚　　四川省疾病预防控制中心
逯　嘉　　四川省疾病预防控制中心
冯　燎　　四川省疾病预防控制中心
高文凤　　四川省疾病预防控制中心
何金戈　　四川省疾病预防控制中心
何文林　　泸州市疾病预防控制中心
贺　月　　广安市疾病预防控制中心
康发扬　　广元市疾病预防控制中心

李　京	四川省疾病预防控制中心
李　婷	四川省疾病预防控制中心
李运葵	四川省疾病预防控制中心
刘　双	四川省疾病预防控制中心
潘　蓉	成都市公共卫生临床中心
饶正远	四川省疾病预防控制中心
沈琴琴	南充市疾病预防控制中心
宋　杨	四川省疾病预防控制中心
孙宏英	绵阳市疾病预防控制中心
孙　唯	四川省疾病预防控制中心
田洪瑞	南充市疾病预防控制中心
王石金	凉山州疾病预防控制中心
王　卓	四川省疾病预防控制中心
吴　刚	乐山市疾病预防控制中心
夏　岚	四川省疾病预防控制中心
夏　勇	四川省疾病预防控制中心
肖　月	四川省疾病预防控制中心
谢仲秋	内江市疾病预防控制中心
熊　燕	四川省疾病预防控制中心
杨　华	攀枝花市疾病预防控制中心
张灵麟	四川省疾病预防控制中心
张　书	四川省疾病预防控制中心
赵素荣	宜宾市疾病预防控制中心
郑　静	四川省疾病预防控制中心
周章俊	四川省疾病预防控制中心

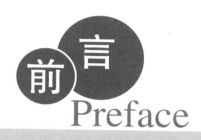

　　结核病是严重危害人民群众身体健康的慢性传染病，全世界约1/4的人口感染结核分枝杆菌（结核杆菌）。中国是全球30个结核病高负担国家之一。肺结核在我国的法定甲、乙类传染病中发病和死亡数长期排在第2位，结核病防治形势十分严峻。据世界卫生组织（WHO）发布的《2022年全球结核病报告》估计，2021年我国结核病新发患者数为78.0万（2020年为84.2万）。结核病不仅对健康造成直接不良影响，在部分地区还存在因病致贫、因病返贫现象。

　　本书按照国务院下发的《"十三五"全国结核病防治规划》（简称《规划》）、《"健康中国2030"规划纲要》《健康中国行动（2019—2030年）》的精神，以及由国家卫健委、发改委、教育部、科技部、民政部、财政部、国务院扶贫办和国家医保局8部委联合印发的《遏制结核病行动计划（2019—2022年）》中实施"健康知识普及行动"的要求撰写。本书面向普通群众，特别是基层结核病防治工作人员、结核病患者及家属，针对健康教育和结核病防治方面存在的薄弱环节，组织省内相关领域权威专家答疑解惑。

　　本书图文并茂，以问答的形式，用通俗朴实的语言，从结核病的预防、诊断、治疗、管理和特殊人群的结核病防控工作等方面为读者简明介绍结核病防治知识，使读者认识结核病，远离结核病威胁，正视结核病防控。

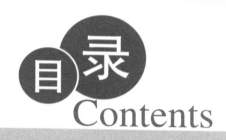

目录 Contents

1 结核病就是人们通常所说的肺结核吗?

答案: 不是!

结核病指由结核分枝杆菌（简称结核杆菌）感染人体后引起人体不同部位的组织、器官出现病变，如发生在骨称为骨结核，发生在肾称为肾结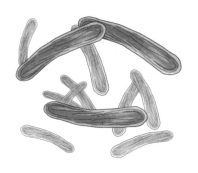核。结核杆菌可以侵犯人体任何部位，人体除了牙齿、头发和指甲外都可以发生结核病，但是80%以上侵犯肺部，所以我们经常听到的是肺结核。肺结核只是结核病的一种。

2 肺结核的常见临床症状只有咯血吗?

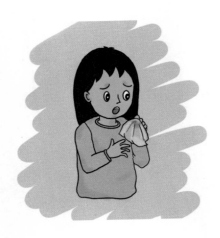

答案:不是!

肺结核最常见的症状有咳嗽、咳痰两周以上或痰中带血、咯血。部分患者有胸痛,胸痛常与病变涉及胸膜有关,呼吸困难常在病变广泛或伴有胸膜腔积液(胸水)、自发性气胸

等情况时出现。肺结核患者在病变进展快、范围广、炎症反应强烈时常有全身症状,主要表现为全身不适、乏力、体重下降、食欲减退、潮热、盗汗、月经不调、自主神经功能紊乱等。

3 喝生牛奶会得肺结核吗？

答案：不会！

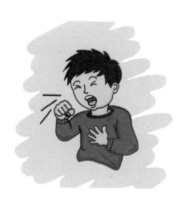

肺结核通过呼吸道传播。肺结核患者咳嗽、打喷嚏喷出的飞沫中很可能带有结核杆菌，如果健康人近距离接触肺结核患者，吸入这些飞沫，就可能被传染。喝未经消毒、带有结核杆菌的生牛奶，可以引起肠道结核。但人体消化道对结核杆菌有较强的抵抗力，只有大量结核杆菌进入才可能引起感染。随着乳业管理越来越规范，以及奶制品消毒技术的发展，消化道传播已经非常少见。

4 结核杆菌潜伏感染者有传染性吗？

答案：没有！

一般情况下，结核杆菌即使感染了健康人，也会被免

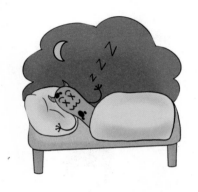

疫系统杀灭或者在健康人体内安静地沉睡，不敢捣乱。人体没有任何临床症状，拍胸片也不会有异常。这种感染了结核杆菌但没有任何临床症状的情况就叫潜伏感染。潜伏感染的人没有传染性，可以正常工作、学习、生活，其中绝大多数人可以终生不发病，5%~10%的人发生活动性结核病，而且大多数（约70%）在被感染的最初2年发病。

5 人群对结核杆菌普遍易感吗？

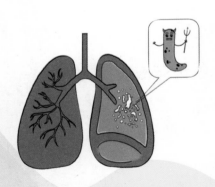

答案：是！

人群对结核杆菌普遍易感，即使接种卡介苗（BCG疫苗），也可以被结核杆菌感染。感染者是否发病除与感染结核杆菌的数量、毒性等因素有关，还与机体免疫力有关。如果免疫力低下的人感染了结核杆菌，或者有潜伏感染的人免疫力下降了，身体内的免疫系统没有能力对抗结核杆菌，结核杆菌就会在人体内大量繁殖，对人体造成损害。婴幼儿、老年人、糖尿病患者、尘肺患者、恶性肿瘤患者、肾脏病患者、艾滋病病毒（HIV）感染者、器官移植者、营养不良和长期使用免疫抑制剂者免疫力都比较低下，这些人感染结核杆菌后，发展为活动性结核病的风险较高，容易发生结核病。此外，长期精神紧张，工作、学习劳累，生活不规律等因素造成机体免疫力降低时，结核杆菌感染者也易发生结核病。

6 接触过结核病患者，一定会得结核病吗？

答案：不一定！

会不会得结核病和接触方式、患者排菌量、结核杆菌毒力、接触者自身免疫力都有关系。如果戴了口罩，又在开阔或空气流通的环境里，感染的概率是非常低的。若结核杆菌数量少、毒力弱，或机体免疫力强，结核杆菌会被机体免疫系统阻挡或清除，不会发生感染。而当进入人体的结核杆菌与机体免疫力形成动态平衡时，结核杆菌将隐藏于人体内，造成潜伏感染，发病的概率也很低。只有无防护、近距离接触或免疫力低下的人接触了有传染性的结核病患者，才容易患病。

7 结核病的危害大吗？

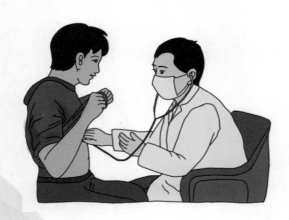

答案：很大！

结核病是一种全身性疾病，若不治疗，严重者可能会死于呼吸衰竭和大咯血。患者可能通过咳嗽或者打喷嚏等方式传染他人，如果在人群密集场所，防控不当还可能会引起多人发病的聚集性疫情或突发公共卫生事件，不仅危害个体健康，而且带来不良的社会影响。另外，患者需要在家隔离治疗，缺乏对疾病的认识造成焦虑，加上担心被同事或同学歧视，容易有很大的心理压力。患者发病期间劳动能力降低或丧失，导致家庭收入减少，同时，因诊治疾病额外支出造成患者家庭的经济损失。当然，患者经过正规治疗康复后，极少留下后遗症，对将来的工作、学习和生活都不会造成影响。

 肺结核患者随地吐痰的危害是什么？

痰中含有大量细菌、病毒、真菌等病原体，很多呼吸道传染病都是通过痰液传播。肺结核患者吐出的痰中带有结核杆菌，而且结核杆菌的存活时间很长，在空气当中可以存活数小时，在尘埃当中传染性可以保持8～10天，在干燥的痰液当中可以存活6～8个月。带菌的痰干燥后随风飞扬，就可能引起结核病的传播。

9 只有高温才能杀灭结核杆菌吗？

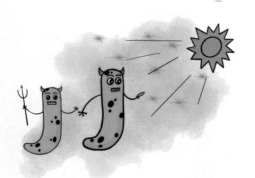

答案：不是！

结核杆菌对紫外线和高温都比较敏感，所以患者的衣物和被褥可以通过太阳暴晒来灭菌。患者住过的房间应该经常通风，用过的餐具可以加热煮沸消毒（100℃时两分钟可以灭活），物体表面还可以用75%乙醇（也就是酒精）喷洒消毒。患者的痰液可以吐在卫生纸中后焚烧，或者吐在装有生石灰或消毒液（含氯消毒液）的带盖的痰盂里，停留一段时间可以将结核杆菌杀灭。

10 集体生活场所中只能通过接种卡介苗预防结核病的传播吗？

答案：不是！

应尽早发现并隔离治疗结核病患者和开展接触者筛查。结核病患者一般经过正规治疗，2~3周后传染性大大降低，但是仍有传播风险。因此，结核病患者在治疗的强化期（前两个月）尽量避免集体生活。两个月后如果检查痰菌转阴（痰液中找不到结核杆菌），可以适当参加集体活动，但是要做好防护。由于学生和老师集体生活、学习的时间长，集体活动多，因此学校结核病患者在经过专业医疗机构评估确定不具有传染性前要休学（课）。另外，在集体生活中，要多开窗通风，保持环境清洁卫生，如果发现有人不明原因地咳嗽、咳痰超过两周，或有咯血、胸痛的情况，要劝其及时就医，如果确诊为结核病，一起生活的其他人要及时到医院做结核病筛查。

11 我们应当如何对待结核病患者?

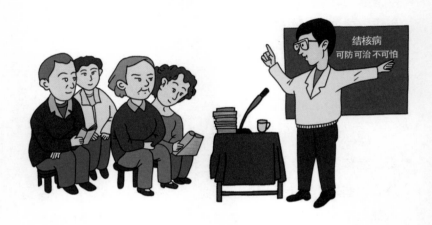

答案：关爱结核病患者，减少歧视。

结核病患者患病初期，最大的担心是影响健康，其次担心传染给家人，增加家庭负担，影响工作和婚姻，以及担心周围人的歧视。患者由此产生一系列的心理反应，主要表现为焦虑、恐惧、自卑等。抗结核治疗给患者带来不同程度的不良反应，也让患者感到不舒服。因此在治疗期间患者要注意休息，加强营养，避免劳累。医务人员要做好患者和家庭成员、同事或同学的健康宣传，让他们了解结核病，知道结核病可防可治不可怕；同时，关心患者，让他们能正常生活和就医。密切关注患者的情绪变化，加强关怀和支持，给予正确的引导，必要时须借助心理医生进行干预，以保证患者坚持完成治疗，增强治愈的信心。

12 肺结核患者能否办理健康证从事服务行业工作？

答案：不能！

肺结核患者在活动期可能造成传播，所以不能从事餐饮、保育等工作，不能办理健康证。待治愈后，由结核病定点医疗机构开具相关证明后方可办理健康证。

13 "世界防治结核病日"是每年的几月几日？

答案：3月24日！

"世界防治结核病日"是每年的3月24日。1882年3月24日是世界著名的德国科学家罗伯特·科赫在柏林宣布发现结核杆菌的日子。当时结核病正在欧洲和美洲猖獗流行。

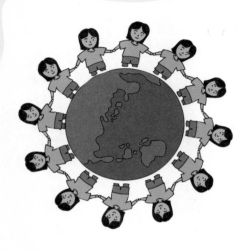

科赫发现了结核杆菌，找到了结核病的致病元凶，为消除结核病带来了希望。为了纪念科赫的伟大发现，世界卫生组织（WHO）与国际预防结核病和肺部疾病联盟在1995年决定，将每年的3月24日确定为"世界防治结核病日"。

14 为了预防结核病，大家都需要戴N95口罩吗？

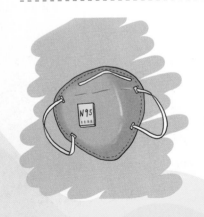

答案：不需要！

结核病主要通过呼吸道传播，通常使用医用外科口罩就能够起到较好的防护作用。但是注意医用外科口罩不能连续使用超

过4小时，否则防护效果会大大降低。患者戴医用外科口罩
能够极大地降低对周围人的传播概率。结核病门诊医生、
结核病住院部的医护人员和患者陪护因为接触概率高、时
间长，最好选择防护级别更高的N95口罩。

15 为什么医生要经常询问结核病患者的治疗情况？

结核病患者的治疗时间比较长，通常为6～8个月。
患者容易因为自觉症状消失、不良反应或其他原因不规则
服药或自行停药，这样会导致复发的概率非常高，而且复
发后的治疗时间更长，治愈率也会下降。落实健康管理可
以建立患者与基层医生之间的信任和一对一的密切联系。
医生能及时了解患者治疗效果以及在治疗过程中可能出现
的治疗中断、不良反应、心理压力等问题，并提出解决方
案；同时还能提醒患者及时随访检查和取药，确保患者能
够规范全程完成治疗，提高治愈率的同时降低复发风险。

16 结核病是可以预防的吗？

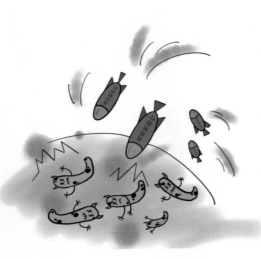

答案：

可以！

传染性患者的及时发现和规范治疗是防止结核杆菌传播的最重要措施。患了结核病，一定要按照医生的要求坚持抗结核治疗，有效的治疗可以使体内菌量迅速减少，传染他人的概率会大大降低。患者及其家属要注意房间定时通风和日光照射。患者咳嗽时要用手帕或纸巾捂住嘴，不随地吐痰。痰液要进行消毒处理。这些也是减少结核杆菌传播的重要方面。卡介苗接种、抗结核预防性治疗也是结核病防治工作中的两项重要预防手段。卡介苗接种可显著降低儿童结核性脑膜炎及血行播散性肺结核（也称粟粒性肺结核）的发病率。抗结核预防性治疗可减少或避免高危人群发病。此外，在日常生活中，我们要养成良好的卫生和生活行为习惯，开窗通风，合理营养，适量运动，早睡早起，增加机体免疫力，有效预防结核病等多种疾病。

17 接种了卡介苗就一定不会得结核病吗？

答案：不一定！

接种卡介苗可以有效预防儿童结核病和重症结核病。我国自20世纪70年代将卡介苗纳入免疫规划后，结核性脑膜炎、血行播散性肺结核等的发病率和死亡率都大大降低。但是卡介苗的保护作用会随着年龄的增加而逐渐降低，因此接种卡介苗并不能保证不得结核病。

18 出生没有接种卡介苗，可以补种吗？

答案：可以！

未满3个月的宝宝可以到当地预防接种点直接补种卡介

苗，超过3个月不满4岁的宝宝，需要先做结核菌素皮肤试验（TST），显示没有感染结核杆菌后才能补种，超过4岁（含4岁）的宝宝不用再补种卡介苗。

19 接种卡介苗后手臂上没有卡痕，需要补种卡介苗吗?

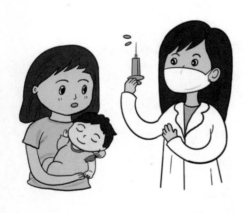

答案：不需要!

卡痕是接种卡介苗后的一般反应，没有卡痕并不代表没有接种成功。只要接种过卡介苗，不管手臂上有没有卡痕，都不用补种。

20 感染了结核杆菌，能预防发病吗？

答案：能！

感染了结核杆菌，不一定会发病，当感染的结核杆菌数量多、毒力强，机体免疫力下降时可能发展成活动性结核病。因此加强身体锻炼，保持营养均衡，提高自身的免疫力，就能预防发病，还可以根据医生的健康评估选择预防性治疗。

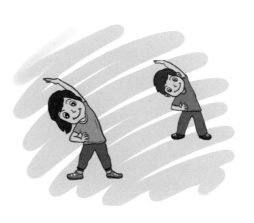

21 亲戚朋友得了结核病，我需要进行预防性治疗吗？

答案：不一定！

假如您的亲戚朋友得了结核病，平常接触又比较密切，您就需要到结核病定点医疗机构做筛查，医生会询问您有没有结核病可疑症状，并进行结核潜伏感染检测和胸部X线检查（大于15岁）。如果排除体内有活动性结核病灶，而结核潜伏感染检测提示感染过结核杆菌，是潜伏感染者，可以进行预防性治疗。如果检查结果一切正常，就只需要保持健康生活方式，密切关注身体状况。一旦出现结核病可疑症状，及时到医院就诊。

22 进行结核病预防性治疗后能不能降低发病风险？

答案：能！

有研究表明，结核杆菌潜伏感染者接受规范的预防性治疗可以降低60%～90%的发病风险，但进行预防性治疗也不能百分之百保证不会发病。

23 结核病预防性治疗是否有多种方式？

答案：是！

目前，结核病
预防性治疗包括抗
结核预防性服药和
免疫制剂预防性治
疗，医生会根据健
康评估结果选择适
宜的方案。

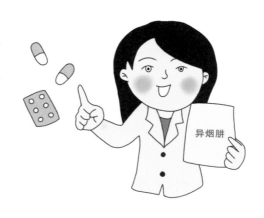

抗结核预防性服药可选的方案有四种：①异烟肼、利
福喷丁联合，每周2次，治疗3个月；②异烟肼、利福平联
用，每日1次，治疗3个月；③单用异烟肼，每日1次，治
疗6~9个月；④单用利福平，每日1次，治疗4个月。

免疫制剂预防性治疗的具体方案以说明书为准。

24 怀疑得了结核病，需要立即就诊吗？

答案：需要！

如果咳嗽、咳痰超过两周，普通抗菌（非喹诺酮类）药物治疗无好转，就应怀疑得了结核病，要前往当地结核病定点医疗机构进行筛查和诊治。

25 什么是结核病定点医疗机构？

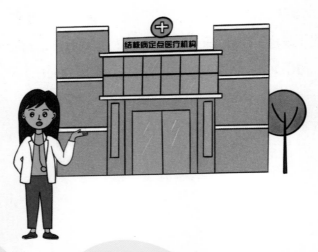

结核病是国家确定的重大传染病之一，负责诊疗的

医疗机构需要符合传染病收治的卫生标准和呼吸道传染病感染控制要求。结核病患者诊断程序较为复杂，治疗周期长，需要专门的结核病医生和公共卫生护士负责结核病的预防、诊断与报告、治疗、管理与关怀、健康体检、疫情处置等。因此，每个县级及以上地方卫生行政部门至少指定1家结核病定点医疗机构负责本辖区结核病患者的诊断、治疗和管理。该机构有专门的结核病门诊和病房，提供国家免费的抗结核药品，减免部分结核病相关检查费用。其他非定点医疗机构不能诊断和治疗结核病。

26 确诊结核病需要做检查吗？

答案：是的！

对疑似结核病患者要同时做多种必要的检查才能最终诊断，常见的检查如下：

（1）影像学检查。

胸部X线检查：就是平常所说的"拍胸

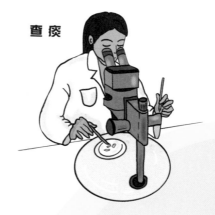

查痰

片"，它是诊断肺结核的重要方法，可以发现早期结核病变，具有简便、有效、经济等特点，但分辨率远不及CT检查。

CT检查：对病变组织密度分辨率高，就是"看得更清楚"，它可直接显示X线检查无法显示的器官病变。

（2）实验室检查。

痰细菌学检查：就是平常所说的"查痰"。有些肺结核患者痰中带有结核杆菌，这种细菌具有传染性，是诊断结核病的重要依据。有结核病可疑症状或肺部有异常阴影的患者都必须"查痰"。常用的方法是痰涂片和痰培养。

分子生物学检查：在结核病诊断方法中，病原菌的分子生物学检查也是重要的诊断方法，目前主要有结核杆菌DNA检测和结核杆菌RNA检测。

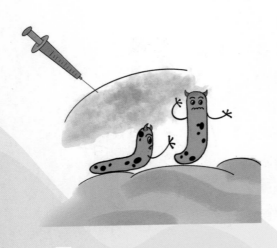

病理学检查：采集患者少量病变组织或器官进行检查也可以查出结核杆菌。

（3）介入性检查。

利用穿刺针、导管及其他器材，将特定器械导入人体病变部位，获取病变组织进行检查，这也是目前诊断结核病的新途径。

27 结核病能治好吗？治好后容易复发吗？

答案：能治好！不容易复发！

大多数结核病是可以治好的。对于普通结核病而言，我国治疗成功率高达93%~94%，但耐药结核病的治疗成功率远低于普通结核病，随着近年来治疗方案的改进以及新药的使用，耐药结核病的治疗成功率也显著提高。关键是按照"早期、联合、适量、规律、全程"十字方针规范地治疗。无论是敏感结核病还是耐药结核病，经过标准治疗方案正规治愈后，复发率不到4%。

28 普通结核病患者需要住院治疗吗？

答案：不需要！

一般情况下，结核病患者不需要住院治疗，可以在

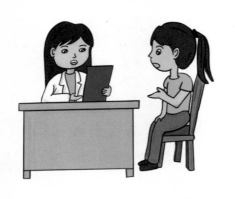

医务人员的督导下于门诊治疗。但结核病早期往往没有症状或仅有轻微症状，如咳嗽、乏力，易误诊为感冒而被忽略，随着疾病发展，症状逐渐增多明显，当患者有以下情况时，需及时住院治疗。

（1）存在慢性基础疾病的患者：伴有慢性支气管炎、肺心病、糖尿病、肝炎、肝硬化等疾病的患者。

（2）特殊人群患者：儿童、孕产妇、年老体弱的患者。

（3）需要有创操作或手术的患者：需胸腔穿刺、活检的患者。

（4）合并较重的感染或并发症的患者：高热、咯血、气胸的患者。

（5）耐药结核病患者。

（6）治疗过程中出现不良反应的患者。

患者在专业医生的帮助下获得系统的诊断，并且选择最有效的方案治疗，才能为康复打下良好的基础；同时患者也可以接受结核病相关知识教育，养成规律用药的习惯，充分休息，加快康复。

29 居家治疗的结核病患者需要注意什么？

居家治疗的结核病患者需注意以下几点。

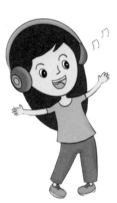

（1）调整心态：主动调整心理状态，积极面对疾病，通过运动、听音乐、倾诉、培养兴趣爱好、读书等方式培养耐心、树立信心，以利于康复。

（2）用药规范：养成良好的用药习惯，定期到专业机构专科医生处复诊，接受专业结核病相关知识教育。

（3）适当锻炼：注意劳逸结合，增强个人体质，预防感冒。

（4）营养支持：保持均衡饮食，尽量多摄入高蛋白质、高能量食物，适量吃蔬菜和水果。

（5）养成良好的卫生习惯：不随地吐痰，咳嗽、打喷嚏掩住口鼻，不要对着他人。勤洗手，多喝水，不吸烟，不酗酒。戴口罩，常通风。有条件者与患者分房间住，无条件者分头分床睡。

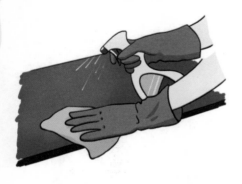

（6）环境消毒：

一是痰杯等生活用品使用含氯消毒液浸泡消毒。被褥经常在日光下暴晒6小时。食具、毛巾、床单等尽量煮沸消毒15～20分钟。墙面、地面用含氯消毒液浸泡湿布擦拭，每日早晚各1次，避免尘土飞扬。

二是空气消毒。每日开窗通风，尽量减少使用空调。如需使用，建议安装独立空调。房间可每日用紫外线灯消毒两次，每次30分钟。

 30 怎样才能治愈结核病？

要彻底治愈结核病需要做到以下几点。

尽早发现和治疗。结核病早期局部组织破坏小，对抗结核药敏感性高，因此，早期用药病变可吸收、消散，不留痕迹。如不及时治疗，小病拖成大病，害人害己。

多种药物同时服用。任何一种抗结核药单独使用都较易产生耐药性而降低药效，联合不同机制的抗结核药可以利用多种药物的交叉杀菌作用，不仅能提高杀菌效果，还能减少耐药性产生。患者不能

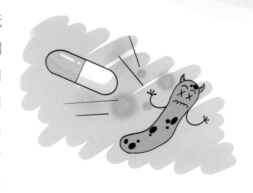

自行改变服药种类，以免引起不良后果。

医生按照体重制定服药剂量。任何疾病的药物治疗都有一个适当的量，这样才能既治好病又不给机体带来毒副作用。患者不能自行加量减量。

坚持每日服药。结核杆菌是一种生长繁殖缓慢、杀灭困难的细菌，坚持按计划规律服药，即使症状消失也不可随意中断治疗，这是治疗成功的关键。规律用药可达到稳定血药浓度、持续杀菌的目的。如果不规律用药，三天打鱼两天晒网，会造成血药浓度不稳定，达不到杀菌效果，反而会诱导耐药细菌产生。

坚持全疗程治疗。结核病患者服用抗结核药后短期内症状会显著改善，两个月左右大部分敏感菌被消灭，但是非敏感菌和细胞内结核杆菌仍然存活，只有坚持用药才能最终消灭这部分细菌，达到治愈目的。如果自行中断疗程，会导致迁延不愈甚至耐药细菌产生。

31 结核病只需要 6 个月就能治好吗？

答案：不一定！

一般来说，敏感结核病标准治疗疗程是6个月，耐药结核病疗程更长。以耐多药结核病为例，目前我国最常使用的标准疗程不短于18个月。结核病疗程与多种因素有关，结核病的类型、病情严重程度、机体免疫功能以及是否耐药等因素均影响疗程，必须根据患者的具体病情，结合专科医生评估再制订精准的治疗方案。

32 常用抗结核药有很多种类吗？

答案：是！

目前治疗结核病的药物种类繁多，大体分为一线抗结核药和二线抗结核药。

（1）一线抗结核药：结核病治疗首选药，疗效好，不良反应相对较少。常用药物有异烟肼、利福平、乙胺丁醇、链霉素、吡嗪酰胺等。

（2）二线抗结核药：主要针对一线抗结核药不能耐受或是产生耐药的患者，不良反应大，疗效不确定，疗程长，价格高。常用药物有左氧氟沙星、莫西沙

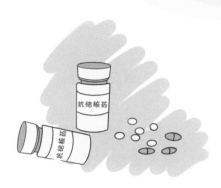

星、贝达喹啉、利奈唑胺、氯法齐明、环丝氨酸、丙硫异烟胺、对氨基水杨酸、阿米卡星等。

33 服用抗结核药，会有不良反应吗？

答案：可能有不良反应！

服用抗结核药的不良反应因每个人体质不同有个体差异，个别不良反应可能危及生命。但大多数药物的不

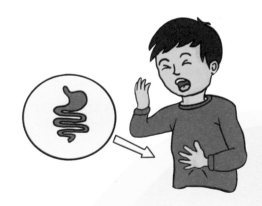

良反应都是可以通过在医生的指导下调整服药方式或治疗方案避免和克服的。服用抗结核药的不良反应主要有：

（1）胃肠道反应，如恶心、呕吐、食欲下降、腹泻等。

（2）肝损害，如上腹不适、腹胀、腹痛、发热、乏力、皮肤及眼睛发黄、皮肤瘙痒、尿色深黄等。

（3）关节损害，如关节疼痛、痛风发作等。

（4）周围神经炎，如四肢远端麻木或烧灼感等。

（5）过敏反应，如发热、皮疹、皮肤瘙痒、呼吸困难、昏倒等。

（6）血液系统反应，如白细胞、血小板减少，贫血，出血，酱油色尿等。

（7）肾损害，如小便量少、蛋白尿、颜面四肢水肿等。

（8）精神心理异常，如抑郁、焦虑、自杀、严重失眠等。

（9）听力、视力下降，以及前庭神经受损，如耳鸣、视物模糊、走路不稳、头昏、眩晕等。

其中，以胃肠道反应所占比例最大，肝损害最为重要。

34 结核病患者治疗期间需要做检查吗？

答案：需要！

结核病患者治疗期间要定期到结核门诊复诊，一般情况下，一个月至少复诊一次，复诊时医生会根据病情安排血常规、肝肾功能、尿常规、电解质、查痰、

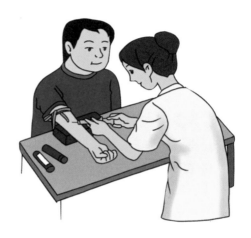

心电图、听力测试、胸部CT、心理评估等相关检查，然后制订下一个月的药物治疗方案并交代相应的注意事项。

35 为什么进行肺结核检查时医生要求取好几次痰？

肺结核患者排菌具有间断性和不均匀性，传染性患者查一次痰也许查不出细菌，所以要多次查痰。通常患者送

3份不同时段的痰标本进行检查：即时痰、清晨痰、夜间痰。即时痰指患者就诊时深呼吸后咳出的痰液；清晨痰指清晨起床后用清水漱口，从喉咙深部咳出的痰液；夜间痰指送痰前一日夜间咳出的痰液。合格的痰标本应是脓样、干酪样或黏液样痰液，避免留取鼻咽部分泌物或唾液，痰量以3～5毫升为宜。

36 儿童结核病治愈后对生长发育有影响吗？

答案：不一定！

大部分儿童结核病治愈后对生长发育没有影响，结核性脑膜炎和骨结核出现生长发育影响的可能性比肺结核大。少数儿童肺结核治愈后也可能有一些后遗症，可能仅仅表现为肺部遗留少许纤维条索病变或钙化的结节，但极少数儿童病情较重，救治时间过晚，可能会遗留支气管扩张、毁损肺、气管狭窄等，引起活动后气促、胸闷等症状，使肺部发育受到一定影响。所以应尽早规范治疗，减少这些并发症的发生。

37 耐药结核病的常用药物有哪些？药物不良反应多吗？

答案：较多！

耐药结核病的常用药物多为二线抗结核药，如左氧氟沙星、莫西沙星、贝达喹啉、利奈唑胺、氯法齐明、环丝氨酸、丙硫异烟胺、对氨基水杨酸、阿米卡星等。常见不良反应：①胃肠道反应，如恶心、呕吐、食欲下降、腹泻等；②肝损害，如上腹不适、腹胀、腹痛等；③肌肉关节损害，如关节疼痛、肌肉痛、跟腱痛等；④周围神经炎，如四肢远端麻木或烧灼感等；⑤过敏反应，如发热、皮疹、皮肤瘙痒等；⑥肾损害，如小便量少、蛋白尿、颜面四肢水肿等；⑦精神心理异常，如抑郁、焦虑等；⑧听力、视力下降，皮肤色素沉着等。其中，以胃肠道反应所占比例最大，肝损害最为重要。不良反应个体差异较大，

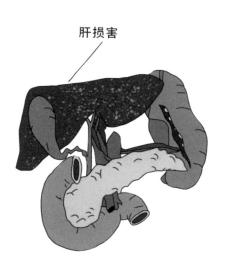

肝损害

需严格按医嘱服药，密切观察药物不良反应，定期复诊。

38 糖尿病合并结核病在治疗中有什么注意事项？

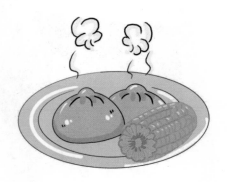

糖尿病合并结核病的治疗必须两病同时治。由于糖尿病对结核病情发展影响巨大，在治疗中首先要积极控制好血糖，结核病的治疗效果很大程度上取决于糖尿病的控制程度和血糖稳定情况。

两病共存时，饮食控制适当放宽，总热量及蛋白质摄入量较单纯糖尿病酌情增加，原则是在满足总热量恒定的条件下，采用高碳水化合物、高纤维素、高蛋白质、低脂肪饮食。

39 结核病患者治疗期间是否可以随意出远门?

答案：原则上不能！

结核病疗程一般较长，如果在治疗期间出远门应注意以下事项：①如果需要短时间外出，应告知医生，并带足够量的药品。②患者在异地服药期间每月要到当地结核病定点医疗机构做肝肾功等检查，如果一切检查都正常，可以继续服药；如果有异常，要到当地结核病定点医疗机构就诊。③患者要保持与原居住地乡镇（社区）医生的联系，接受督导医生的电话访视，将身体情况和服药情况告知督导医生。

40 如果家里有结核病患者，家人应该怎么做?

如果家里有结核病患者，家人要多关心患者，让患者吃好、休息好，并提醒患者按时服药和复查；要做好家庭卫生，保持房间通风换气，勤换衣服、勤洗手；必要时可以做结核潜伏感染检测和胸部X线检查。

家人应督促患者定期到结核病定点医疗机构复查和取药，按时服药，规律完成全疗程的治疗，医生让停药才能停药。

41 结核病患者一定要规范治疗吗？

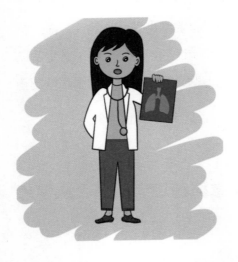

答案：是！

结核病患者治疗两个月后症状就可以缓解或消失，这时千万不要停药，因为结核杆菌并没有全部被杀死，病并没有治好。没有完成全疗程就中断治疗，或者吃吃停停、不规律服药，容易导致复发或发展为耐药结核病。

42 抗结核药领回家后如何摆放？

抗结核药应放在阴凉、干燥、通风且儿童接触不到的地方。抗结核固定剂量复合制剂（FDC）应在20℃以下、避光干燥的环境存放。如果室温在20℃以上，可将药品存放在冰箱的冷藏室内，注意冷冻室里不可存放。注意检查药品外观有无异常，如果出现异常，应咨询医生后再服用。

43 抗结核治疗期间如何加强营养？可以进行体育锻炼吗？

答案：可以！

结核病是慢性消耗性疾病，应给予高能量、高蛋白质、高维生素的平衡膳食。鼓励多进食，可以适当加餐，增加进食量。多吃牛奶及乳制品，其含丰富的酪蛋白及钙，有利于结核病灶钙化。多吃新鲜蔬菜和水果，如青菜、胡萝卜、土豆、梨、橘子、苹果、番茄、百合、莲子

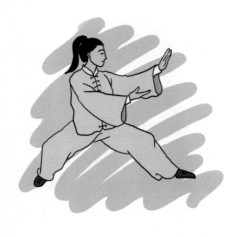

等。可多晒太阳，这是增加维生素D的好办法。同时，患者可以适当进行体育锻炼，在选择体育锻炼的形式和运动量时，应坚持因病状、病程而异的原则。在病情恢复期可适当锻炼，应先练习简化太极拳、广播体操，以及散步等。

 结核病对儿童有严重危害吗？

答案：有！

结核病是严重危害儿童健康的重要疾病。儿童时期感染的结核病以原发性肺结核为主，如不能及时诊断和治疗，结核杆菌容易随血液流向全身，引起呼吸衰竭、大咯血、气胸和肺外结核等并发症。此外，血行播散性肺结核和结核性脑膜炎是儿童结核病死亡的主要原因。部分结核性脑膜炎患儿即使治愈，也会遗留瘫痪、癫痫和智力低下等后遗症，对儿童生活质量造成严重影响。不仅如此，结核病还会影响儿童的心理健康，患儿可能会出现自卑、抑郁等心理障碍和学习能力变差等情况。

45 儿童得了结核病会出现哪些临床症状？

儿童如果出现以下症状，就要高度怀疑得了结核病：首先是呼吸道不正常的现象，如不规律地咳嗽、咳痰两周以上，痰中带血或咯血，同时抗炎治疗效果不好。其次是可能出现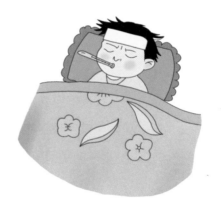全身症状，表现为没有精神、疲乏无力、午后发热、夜间盗汗（夜间睡觉出汗）、食欲减退、体重不增或下降、发育迟缓等。少数儿童因初次感染结核杆菌，也可能发生结节性红斑、疱疹性结膜炎和角膜炎等并发症。

46 哪些儿童更容易得结核病？

一般来说，下面几类儿童更容易得结核病：

（1）与传染性结核病患者共同生活和学习的儿童，接触时间越长，患结核病的概率越高。

（2）长期生活在结核病高发地区的儿童。

（3）5岁以下儿童。

（4）未接种卡介苗的儿童。

（5）运动不足的儿童。

（6）严重营养不良的儿童。

（7）机体免疫力低下的儿童，如患艾滋病、糖尿病、结缔组织病以及长期使用激素的儿童。

47 怀疑儿童得了结核病需要去医院做哪些检查？

儿童出现结核病可疑症状后要及时前往医院就诊。结核病的诊断以实验室检查（包括细菌学检查、分子生物学

检查）为主，结合流行病史、临床表现、胸部X线检查、相关辅助检查（如结核菌素皮肤试验）及鉴别诊断等，进行综合分析。实验室检查以采集痰液、胃液或支气管肺泡灌洗液进行显微镜检查、分子生物学检查和结核杆菌培养为主，主要是为了发现结核杆菌。胸部影像学检查是指以胸部X线检查或CT检查为主的影像学检查，主要用于发现病变的部位、范围和病灶活动情况。结核菌素皮肤试验等辅助检查则用于判断是否受到过结核杆菌感染。

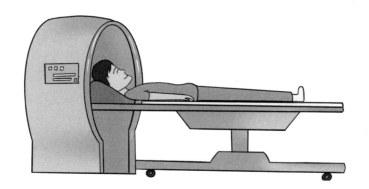

48 结核菌素皮肤试验阳性儿童一定是得了结核病吗?

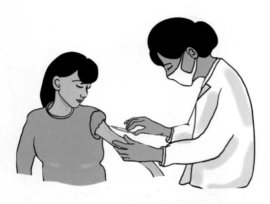

答案: 不是!

结核菌素皮肤试验主要通过注射部位硬结的直径来判定是否感染过结核杆菌。如果试验结果为阳性,说明感染过结核杆菌(包括接种卡介苗和自然感染),由于我国儿童普遍接种卡介苗,硬结直径＜10mm对诊断结核病的意义不大。但对于3岁以下未接种卡介苗的儿童,可以认为新近感染结核杆菌或体内可能有活动性病灶,需要进行影像学检查和实验室检查。如果试验结果为阴性,则表示未感染过结核杆菌,或卡介苗接种未成功。

49 儿童结核病可以预防吗？

答案：可以！

要做好儿童结核病的预防：一是要接种卡介苗，这是预防结核病的重要手段。二是尽量避免与活动性结核病患者密切接触，如果家里面有活动性结核病患者，尽量保持通风换气，结核病患者咳嗽或打喷嚏时要记得掩口鼻，不要随地吐痰，应把痰吐到痰盂里，或用纸包好扔到垃圾桶里或烧掉。三是要加强儿童锻炼和营养，增强体质，增加机体免疫力。四是做好艾滋病、糖尿病、麻疹等疾病的预防。五是如果儿童感染结核杆菌，必要时可以进行预防性治疗。

50 老年人是不是更容易得结核病？

答案：是！

人到老年，自身免疫力变差，更容易得结核病。有其他肺部疾病如慢性阻塞性肺疾病、慢性支气管炎、肺气肿、支气管扩张、哮喘及肺间质纤维化的老年人更容易得肺结核。有导致免疫力下降的疾病如糖尿病、自身免疫性疾病、艾滋病、恶性肿瘤和肝肾功能不全的老年人也容易得结核病。

51 老年人得了结核病会出现哪些症状？

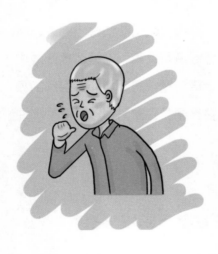

老年人如果连续咳嗽、咳痰两周以上，合并低热、痰中带血和消瘦乏力等症状，有可能得了结核病。如果以前有慢性呼吸道疾病（比如慢性支气管炎等），出现原来的症状持续加重，平时常用的治疗方式没有明显效果，尤其是出现午后低热、双颊潮红、夜间盗汗及不明原因的持续体重下降，要警惕结核病。

52 老年结核病患者生活上有哪些需要注意的事项？

　　最好与家人分室居住，房间经常通风换气。共同居住时衣被勤晾晒，碗筷定期消毒，与其他家庭成员接触戴口罩。老年结核病患者可能本身还有其他疾病，加上身体状况不好，有病情重、药物起效慢、不良反应多、依从性差、病程长、并发症多等问题，治疗期间应遵医嘱，治疗过程中遇到不良反应等应告知医生，切勿自行减量或停药。此外，家庭成员应积极配合社区、乡镇工作人员对患者的治疗情况进行督导，保证患者按时服药，避免老年人忘记服药或多服、误服；克服偏见、关爱患者，照顾好患者的起居饮食，了解药物的不良反应并及时陪同复诊检查，为患者的治疗提供支持和帮助。

53 老年人如何预防结核病？

老年人在日常生活中应适当进行体育锻炼，合理饮食，提高身体免疫力。居住的环境经常通风换气，被褥、衣服勤晾晒，保持良好的卫生习惯，咳嗽、打喷嚏时尽量避让他人、遮掩口鼻。避免接触结核病患者，尽量少去人群密集的公共场所，必须去的话最好戴口罩。合并慢性肺部疾病、糖尿病等慢性病的老年人，做好自身慢性病的控制，有助于预防肺结核。积极参与社区卫生服务中心、乡镇卫生院提供的结核病筛查等健康活动。

54 肺结核患者可以结婚吗？

答案：可以！

肺结核是呼吸道传播疾病，传染性较强，在治疗期间密切接触可能会把结核杆菌传染给爱人，引起对方感染。普通肺结核患者一般在经过正规抗结核治疗两个月后，传染性基本消失，坚持完成6~8个月的疗程后几乎都能治

愈。因此，男女青年
千万不要"谈痨色
变"，若在恋爱期间
感染肺结核，应该把
自己的病情如实告诉
对方，督促对方做必
要的检查，采取预防
措施。对方应该鼓励
患者坚持治疗，早日
治愈疾病。

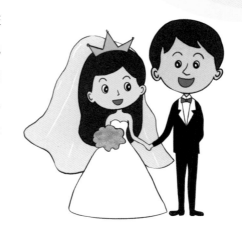

55 结核病患者可以生小孩吗？

答案：暂缓！

育龄妇女得了结核病，建议在治疗期间不要怀孕生
小孩，因为此时怀孕对孕妇和胎儿都不利，可能出现以下
几种风险：①怀孕导致内分泌功能发生变化，早期妊娠反
应、分娩体力消耗和产后哺乳等都能导致孕妇的免疫力下
降，导致结核病情恶化。②抗结核治疗药物如利福平对胎
儿生长发育会产生不良影响，甚至引起胎儿畸形。③若孕

妇病情较重，可能会引起胎儿缺氧和营养不良。④可能发生结核血行播散，经胎盘传播给胎儿，导致胎儿宫内感染结核病。所以育龄妇女得了结核病要采取避孕措施，避免怀孕，积极治疗，治愈后，经医生评估后才能考虑怀孕。

56 妊娠合并结核病可以预防吗？

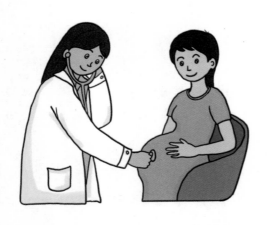

答案：可以！

妊娠期妇女免疫力低下，更容易受到结核杆菌侵袭，是结核病的好发人群，所以我们需要重视妊娠期妇女的结核病防控，可采取以下措施。

一是及时发现：结核病高危人群或与结核病患者有密切接触史的妇女在怀孕前进行结核病检查，尽早发现，及时治疗，治愈后再考虑怀孕。

二是避免接触：妊娠期应避免与结核病患者接触，尤其是在密闭环境。若必须接触，一定要做好防护措施，如戴口罩等。

三是增强免疫力：妊娠期要注意补充营养，多吃高蛋白质及富有多种维生素的食物，同时要保证充足的睡眠和休息。

57 妊娠期得了结核病应该终止妊娠吗？

答案：视情况而定！

妊娠期若得了结核病，应立即咨询医生，确定是否终止妊娠。一般在妊娠3个月内发现结核病，建议终止妊娠。妊娠3个月以上需要在医生的指导下进行抗结核治疗，此时必须由产科和结核科的专科医生来共同评估患者病情并制订周密的治疗方案，尽可能将结核病对母婴的危害降至最小。孕妇一定要积极配合治疗，千万不要因为抗结核药可能对胎儿有副作用而拒绝治疗，很多研究数据表明，未经治疗的妊娠期结核病对母婴的危害更大。另外，孕妇在治疗期间还需要加强营养，并保证充足的休息和睡眠。产后也要及时复查，以防结核病情恶化或复发。

58 结核病会遗传给下一代吗？

答案：不会！

结核病是一种慢性传染病，而不是遗传性疾病，所以结核病当然是不会遗传的。也许很多人会有疑虑，有时看到一家几代人都患了结核病，这难道不是遗传性疾病吗？其实这是因为这个家里出现了传染源之后，家里未做好相关预防措施，造成了相互传染，导致家庭聚集性结核病疫情，而不是遗传。

59 结核病患者治愈后可以怀孕吗？

答案：可以！

通常结核病患者治愈半年以后，可以正常怀孕。因为抗结核治疗的疗程至少要半年，治愈停药后，药物在体内需要一段时间来代谢、清除。无论是男性还是女性结核病患者，其生殖细胞的生长和发育都会在一定程度上受到影响，此时怀孕可能会导致流产或胎儿畸形。半年以后药

物对身体的影响消失
了，这时怀孕，则出
现流产或者致畸的风
险明显下降。所以建
议结核病患者治愈半
年之后再要孩子，风
险相对较小。

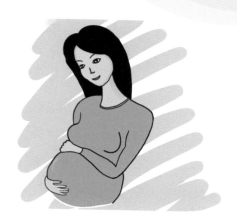

60 肺结核患者能进行母乳喂养吗?

答案：不可以！

对于哺乳期诊断为肺结核的
母亲，为了避免将肺结核传染给
婴儿，也为了避免抗结核药对婴
儿的影响，建议停止母乳喂养，
采用人工喂养，同时要积极配合
医生，进行抗结核治疗和规律服
药。患肺结核的母亲不宜母乳喂
养的原因：第一，哺乳会增加母
亲的营养需求，加重精神和身

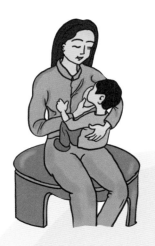

体负担，影响正常休息，不利于肺结核的治疗和恢复。第二，处于活动期的肺结核患者具有一定的传染性，会让免疫力较低的婴儿感染结核杆菌，因此要与婴儿分开居住，进行隔离，尽量减少密切接触，如需接触，应戴好口罩，且处于通风良好的环境或室外。第三，异烟肼、利福平、乙胺丁醇等抗结核药会进入乳汁，婴儿摄入药物后，肝肾功能和生长发育均会受到影响。

61 新生入学一定要做结核病筛查吗？

答案：一定要做！

新生入学必须开展结核病筛查，目的是及时发现新生中的结核病患者（一些结核病患者没有任何症状），防止传染源进入学校，传染给其他同学和老师。

62 学生更容易得结核病吗？

答案：不一定！

学生得结核病的原因是多方面的。首先，我国是结核病高负担国家，每年有不少新发的结核病患者。其次，学校是人员聚集场所，一旦出现传染性结核病患者，很容易在校内造成传播。学生正处于

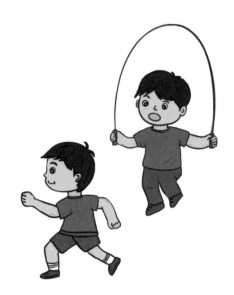

生长发育阶段，免疫系统仍在发育中，如果学习负担重、生活不规律、营养跟不上、体育锻炼较少，加之卡介苗保护力减弱等，则感染结核杆菌后容易发病。

各位同学一定要早睡早起，适量锻炼身体，增强体质，放松心情。

63 学校有没有方法可以早点发现校内的结核病患者，保护学生不被传染呢？

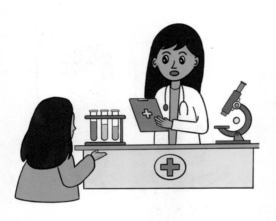

答案：有！

为了能早点发现学生中的结核病患者，我们可是想了很多办法的。首先，新生入学结核病筛查及教职员工（包括食堂人员、小卖铺人员、保洁人员、保安人员等）常规体检开展结核病相关检查，就是为了早点发现新进学生及教职员工中的结核病患者。其次，在校期间有专人负责结核病日常监测，对所有在校师生（包括食堂人员、小卖铺人员、保洁人员、保安人员等）开展晨午检和因病缺勤病因追踪，发现结核病可疑症状会及时督促其进行检查，对于缺课时间较长的学生还会及时核实缺课原因是否与结核病相关。若发生结核病疫情，疾病预防控制中心会及时规范地开展密切接触者筛查，以便尽早发现密切接触者中的结核病患者。

新生入学结核病筛查及教职员工常规体检中的结核病相关检查、晨午检、因病缺勤病因追踪等，都是为了保护学生，大家一定要认认真真地执行。

64 结核病一定能治愈吗？学生确诊后应该怎么办呢？

答案：绝大多数结核病可以治愈。

如果你身边有人得了结核病，你一定要告诉他不要惊慌，调整好心态，因为只要遵医嘱，规范治疗，绝大多数结核病是可以治愈的，而且治愈以后对学习、工作和生活都不会有影响。

学生患者就诊时要主动向医疗机构说明自己的学生身份和学校、班级等详细信息，以便及时开展接触者筛查等后续疫情处置工作；同时还要主动及时地向学校报告，不可隐瞒病情、带病上课，以免传染给其他同学。

确诊结核病以后，学生根据定点医疗机构诊断证明，明确是否需要休学。不需要休学的，在学校校医或指定人员督促下规范用药，及时复查。如需休学，凭结核病定点医疗机构的休学证明办理休学手续，返回常住地的结核病定点医疗机构进行规范治疗。治疗结束后，凭常住地结核病定点医疗机构的检查结果和复学证明办理复学手续就可以了。

65 是不是所有接触过结核病患者的人都要进行筛查呢？

答案：不是！

不是所有接触过结核病患者的人都要进行筛查。筛查范围是专业的流行病学调查以后划定的。

结核病患者接触者分为密切接触者、一般接触者和偶尔接触者三类。第一次筛查一般限于密切接触者，主要包括患者的家庭成员，校内同教室、同寝室、同社团的同学以及好友等。

如果首次密切接触者筛查中未发现新病例，且密切接触者的潜伏感染率与该地区同年龄组无明显差异，则终止筛查。如果首次筛查发现1例及以上结核病患者，或密切接触者的潜伏感染率明显高于该地区同年龄组，则需要扩大筛查范围，从相邻班级和宿舍开始，直至扩大至一般接触者，同时还需要对新发现病例的密切接触者进行筛查。

如果扩大筛查未发现新病例，且密切接触者的潜伏感染率与该地区同年龄组无明显差异，则终止筛查。如果扩大筛查又发现1例及以上结核病患者，或密切接触者的潜伏感染率明显高于该地区同年龄组，则需要根据实际情况进一步适当扩大筛查范围。

66 结核病筛查的项目都是一样的吗？

答案：不是！

不同年龄的人群筛查的项目是不一样的！

15岁以下的密切接触者，同时进行结核病可疑症状筛查和结核潜伏感染检测。有结核病可疑症状者或结核菌素纯蛋白衍生物（PPD）强阳性/

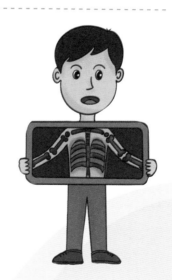

重组结核杆菌融合蛋白（EC）阳性/γ-干扰素释放试验
（IGRA）阳性者进行胸部X线检查。

15岁及以上的密切接触者，必须同时进行结核病可疑
症状筛查、结核潜伏感染检测和胸部X线检查。

结核病可疑症状者、结核潜伏感染者、胸部X线检查异
常者应再进行痰液检查。

67 结核病患者的密切接触者接受结核病筛查排除结核病后，是不是就不需要其他的检查或者治疗了？

答案：不是！

结核病患者的密切接触者接受结核病筛查后，即使排
除结核病，筛查出的结核潜伏感染者中符合预防性治疗标
准者也应该进行预防性治疗，拒绝预防性治疗者要在3个月
末、6个月末、12个月末各进行一次胸部X线复查。此外，
半年后、1年后还要分别接受社区卫生服务中心或乡镇卫生
院的一次随访，如果出现结核病可疑症状，要及时到结核
病定点医疗机构接受检查。

68 什么是结核潜伏感染者？学校里的潜伏感染者都需要进行预防性治疗吗？

答案：不一定！

结核潜伏感染者是指机体内已经感染了结核杆菌，但未发展成活动性结核病的人。这部分人在自身免疫力比较低的时候，就有可能发展为结核病患者。学校属于人员密集场所，一旦有师生患病，极易传染给其他人。所以对结核潜伏感染者实施有效的预防性治疗可显著降低结核病发病风险，减少结核病在校园内的传播，保护广大师生的身心健康。但不是所有的结核潜伏感染者都适合开展预防性治疗，是否进行预防性治疗需要定点医疗机构的医生根据相关检查评估后决定。预防性治疗是为了阻止结核潜伏感染者变成结核病患者，同时也是为了保护其他人不被传染。

69 如果有学生得了肺结核，教室、宿舍需要消毒吗？用什么方法消毒呢？

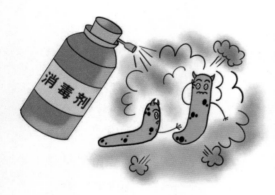

答案：需要！

杀死结核杆菌的方法有很多，比较常用的方法有紫外线照射消毒、化学消毒和光照消毒三种。

教室或者宿舍内空气消毒可以用紫外线照射30分钟以上，或者用过氧乙酸熏蒸2小时。

痰等口鼻分泌物可用含氯消毒剂，按照分泌物与消毒剂比例1：2，浸泡2小时；或者用漂白精按分泌物与漂白精比例20：1，搅拌均匀后放置2小时。

课桌椅、门把手、地面可用有效浓度的过氧乙酸或者含氯/含溴消毒剂喷洒、擦拭，1小时后用清水擦去残留液。

痰盂、便器、拖把可用含氯/含溴消毒剂浸泡1～2小时后清洗干净。

床垫、棉被、书籍等物品可放在阳光下暴晒6小时，并且要定期翻动。

根据具体情况，针对不同物品采用不同的消毒方法。

70 如果学生得了肺结核，是不是一定要休学？休学结束以后，还能继续上学吗？

答案：不一定!

并不是所有得了肺结核的学生都需要休学，符合下述病情条件之一的才需要休学：

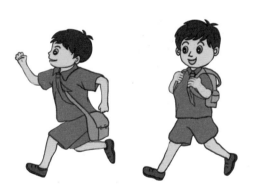

（1）病原学检查阳性的肺结核患者。

（2）胸部X线检查显示肺部病灶范围广泛和（或）伴有空洞的病原学检查阴性的肺结核患者。

（3）具有明显的肺结核症状，如咳嗽、咳痰、咯血等。

（4）其他情况，医生根据患者实际情况判断。

按以上标准休学的学生，经过规范治疗、病情好转，凭结核病定点医疗机构的复学证明和相关检查证明就可以办理复学！

71 正在休学或者隔离的学生能参加非常重要的考试吗？

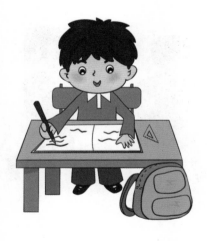

答案：能！

正在休学的结核病学生患者或正在隔离的疑似结核病学生患者，经过辖区教育行政部门审批同意可以参加考试。参加考试时，需按以下要求做好考场结核感染控制。

（1）考点做好相关医疗应急救护方面的准备，如条件许可，建议设置医疗点。

（2）单独设立考场，考场开窗通风，并安排与其他考生错开时间出入考场。

（3）对学生患者进行一次考前结核病知识健康教育，教育其不要随地吐痰，戴医用外科口罩。

（4）在疾病预防控制机构的指导下，考试期间对患者所在考场每半天进行一次消毒，可采用紫外线灯或化学消毒剂进行空气和物体表面消毒，并处理好患者的口鼻分泌物。

（5）对监考老师开展一次结核病防控健康教育，消除其心理恐慌，使其做好个人防护，监考期间需戴医用外科口罩。

这样既不耽误考试，又保护了其他老师和同学不被传染。

72 在校学生可以当结核病健康教育宣传志愿者，给同学宣传结核病防治知识吗？重点应该宣传哪方面的知识呢？

答案：能！我们非常鼓励同学们成为健康教育宣传志愿者。

学校的结核病防控健康教育宣传重点有以下9点：

（1）结核病是长期严重危害人民群众身体健康的慢性

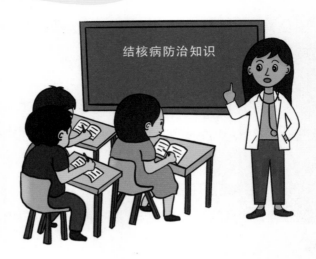

传染病。

（2）肺结核主要通过呼吸道传播，人人都有可能被感染。

（3）咳嗽、咳痰两周以上，应当怀疑得了肺结核，要及时就诊。

（4）不随地吐痰，咳嗽、打喷嚏时掩口鼻，戴口罩可以减少肺结核的传播。

（5）出现结核病可疑症状或被诊断为结核病后，应当主动向学校报告，不隐瞒病情、不带病上课。

（6）在医院就诊时，应将自己的真实信息告诉医生。

（7）结核病患者经过规范全程治疗，绝大多数可以治愈，还可避免传染他人。

（8）养成勤开窗通风的习惯。

（9）保证充足的睡眠，合理膳食，加强体育锻炼，提高抵御疾病的能力。

73 糖尿病患者是不是更容易得结核病？

答案：是！

糖尿病患者因为糖代谢异常，免疫力低下，在接触传染源后更容易得结核病。糖尿病人群结核病患病率是普通人群的4～8倍，糖尿病患者中有15%～20%并发结核病。随着糖尿病发病率升高，糖尿病并发结核病的患者也越来越多。

74 糖尿病患者得结核病后比普通人病情更复杂吗？

答案：是！

糖尿病患者是结核病高危人群。糖尿病患者血糖升高，蛋白质和脂肪代谢出现障碍，免疫力下降，为结核杆菌生长繁殖提供了"温床"。高血糖会影响抗结核药的吸收，且更易导致产生多种耐药菌株，增加了治疗难度。结核病是糖尿病患者常见的合并症，能加重糖尿病患者的糖代谢紊乱，诱发或加重糖尿病酮症酸中毒等急、慢性并发症。因此，糖尿病患者得结核病，不仅给患者本人身心健康造成更大危害，还可能给家庭造成更多经济负担，也给全社会控制结核病带来严峻挑战。

75 糖尿病患者能通过症状及时发现自己得了结核病吗？

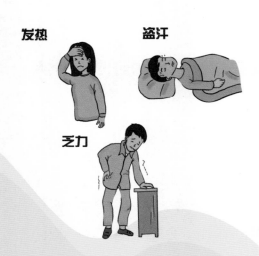

答案：能！

糖尿病合并结核病患者，70%～85%以糖尿病发病在先，且血糖控制不理想，糖尿病病史多在5年以上。糖尿病合并结核病患者的临床症状与单纯结核病患者相比并无明显差异，主要表现为咳嗽、咳痰、咯血等呼吸道症状，以及发热、盗汗和乏力等全身症状，但症状较单纯结核病患者严重。由于糖尿病患者血糖控制不佳时易出现体重降低及呼吸道感染，其症状与结核病类似，常常造成误诊或漏诊。因此，糖尿病患者应定期做健康检查，当有呼吸道症状或发热、盗汗等症状时应及时就诊。

76 糖尿病患者得了结核病，能够治愈吗？

答案：能！

糖尿病患者得了结核病，能够治愈，但难度较普通患者大。首先应严格控制自身血糖，坚持合理饮食，加强营养，适当锻炼，增强自身免疫力。其次要及早就

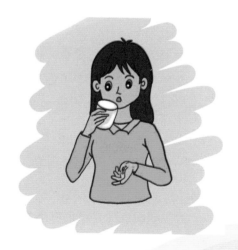

医诊断治疗，按照医生要求坚持规范全程抗结核治疗，合并普通结核病疗程为12～18个月，一定要做到按时按量服

药。按照医生要求规范治疗，绝大多数结核病患者都可以治愈，恢复健康，同时保护家人。如果不规范治疗，容易产生耐药结核病，耐药结核病治愈率低，且治疗费用高。同时，还要积极预防和处置相应并发症，比如咯血、酮症酸中毒和各种感染等。

77 糖尿病合并结核病患者，在治疗中有什么注意事项？

答案：有！

糖尿病合并结核病患者，其治疗中的注意事项很多。

（1）在日常生活中不要随地吐痰，咳嗽、打喷嚏时掩口鼻，尽量不去人群密集的公共场所，如必须去，应戴口罩减少结核病的传播。居家治疗的结核病患者，应尽量与他人分室居住，保持居室通风，戴口罩，避免家人被感染。

（2）糖尿病合并结核病患者既要增加营养，不能过度节食，又要控制饮食防止血糖过高，做到营养均衡。

（3）糖尿病合并结核病患者治疗期间一定要根据医嘱按时服药和足量服药，不要随便减药或者加药。

（4）因为部分抗结核药可能会干扰正常的糖代谢，所以糖尿病合并结核病患者治疗期间必须定期进行血糖检测，根据血糖水平调整药物用量，积极有效地控制血糖。

78 尘肺患者更容易得肺结核吗？

答案：是！

尘肺患者更容易得肺结核，有以下几个原因：

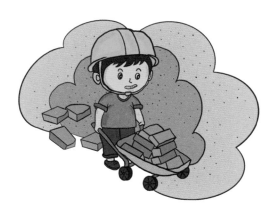

（1）结核杆菌广泛存在于空气及周围的生活环境中，所有人群都易感。尘肺患者一般免疫力较差，更容易受结核杆菌感染而发病。

（2）尘肺患者肺组织弥漫性纤维化的病理改变，致使肺组织缺氧，有利于结核杆菌的生长。

（3）正常人肺泡里的巨噬细胞具有吞噬结核杆菌的作

用。当尘肺患者吸入大量粉尘时，巨噬细胞开始吞噬吸入的粉尘，导致部分巨噬细胞中毒死亡，入侵的结核杆菌不能有效被清除而并发肺结核。

（4）发病早期肺结核的症状容易被尘肺的症状所掩盖，其影像学表现不易与尘肺病灶区分开，容易导致临床漏诊。

79 尘肺患者需要预防肺结核吗？

答案：需要！

尘肺患者免疫力降低，呼吸系统的清除自净能力下降。呼吸系统炎症特别是肺部感染是尘肺患者最常见的并发症。而肺结核又是促进尘肺进展的重要因素。两种疾病合并后的病情与单纯的尘肺或肺结核相比更严重，死亡率也高于单纯的尘肺或肺结核。因此尘肺患者应积极预防肺结核，这对于尘肺患者来说是尤为重要的。

80 尘肺患者能通过干预手段预防肺结核吗？

答案：能！

首先要注意与肺结核患者保持隔离，包括住院期间、日常生活期间以及工作期间，注意个体防护，戴口罩和勤通风。其次是尘肺期别高和并发症严重者得肺结核的可能性大，因此

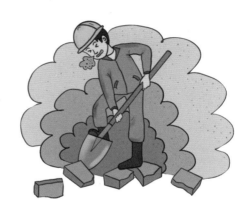

尘肺患者要积极治疗，减少肺部感染和并发症的发生，尽量维持尘肺期别稳定，同时接种流感疫苗和肺炎疫苗，防止和减少流感和肺炎的发病。另外，抽烟、酗酒和营养不良者得肺结核的可能性大，要注意加强膳食营养，禁烟、限酒，适当运动，保证充足的睡眠，保持健康的心态，提高和保持身体的免疫力。当然，定期体检也是很有必要的，早期发现，及时治疗。

81 怎样发现尘肺患者合并肺结核？感染后还能治愈吗？

答案：能！

对于尘肺患者，可以通过一些常见的临床症状来帮助判断是否感染了肺结核：除了尘肺常有的气急、咳嗽、胸痛外，比较典型的症状有经常低热、乏力、盗汗、咯血、消瘦，特别是咯血，包括痰中带血。据统计，尘肺合并肺结核患者中咯血者占34%～72%，而单纯尘肺患者中咯血者仅占12%～19%。尘肺患者若出现高热不退，抗生素治疗无效，需要考虑并发肺结核的可能，及时行胸部X线检查和胸部CT检查明确。不过，准确诊断还需要到结核病定点医疗机构进行进一步检查，包括拍摄胸片、结核菌素皮肤试验、γ-干扰素释放试验，以及采集痰标本进行痰培养、痰涂片和分子生物学检查等。

尘肺合并肺结核可防可治。如果规范全程治疗，绝大多数患者的肺结核是可以治愈的。所以，尘肺患者一定要建立信心，保持乐观的心态，一旦合并肺结核，一定要积极规范地开展抗结核治疗，减少耐药结核病的发生，争取早日康复。

82 什么是结核杆菌/艾滋病病毒（TB/HIV）双重感染？

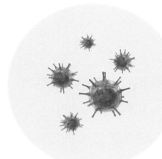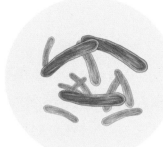

结核杆菌/艾滋病病毒（TB/HIV）双重感染指既感染HIV又感染结核杆菌。有两种情况：一是HIV感染者或者艾滋病患者得了结核病。二是结核病患者感染了HIV。结核病和艾滋病虽然是两种完全独立的疾病，然而同时感染后，它们将相互促进，互为"帮凶"，两个病程联合，使病情迅速恶化，加速患者死亡。

83 结核杆菌/艾滋病病毒（TB/HIV）双重感染者抗病毒治疗期间可以同时进行抗结核治疗吗？

答案：可以！

艾滋病合并结核病患者的抗病毒治疗及抗结核治疗能否同时开展，由临床医生根据患者实际情况来定，一般情况下应尽快启动治疗，原则上通常建议先进行抗结核治疗，过一段时间后再启动抗病毒治疗，以减少不良反应，继而提高疗效。因此，抗艾滋病病毒用药与抗结核药会在相当长时间内叠加使用，要注意两类疾病治疗药物的相互作用，治疗过程中需定期在结核专科及艾滋病专科医生指导下复诊，及时调整治疗方案。

84 HIV感染者/艾滋病患者是否更容易得结核病?

答案: 是!

艾滋病即获得性免疫缺陷综合征,主要破坏人体免疫系统,造成免疫力下降,使机会感染增加。HIV感染者/艾滋病患者一旦与排菌的结核病患者接触,就很容易感染结核杆菌。HIV感染者进一步发展为艾滋病患者后,最终导致人体免疫功能缺陷。缺少免疫屏障保护后,体内潜伏的结核杆菌可以"死灰复燃",体外的结核杆菌极易进入人体,内外夹攻,使其更容易患上结核病。

85 为什么要在HIV感染者或者艾滋病患者中做结核潜伏感染检测?

原因是:

(1) HIV感染者在感染结核杆菌之后,艾滋病的进展加速,早发现有利于延长艾滋病患者的生存时间。

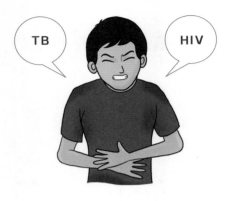

（2）TB/HIV双重感染后，治疗用药将成倍增加，身体和经济负担加重，早发现有利于提高结核治愈率，减轻身体痛苦，也减少家庭负担。

（3）感染结核杆菌的HIV感染者和艾滋病患者更易发展为活动性结核病患者，进而传播结核杆菌，早发现有利于结核病防控。

86 通过采取有效干预措施，能减少结核杆菌/艾滋病病毒（TB/HIV）双重感染的发生吗？

答案：能！

（1）结核病患者要洁身自好，不要发生艾滋病高危行为。如果发生艾滋病高危行为，要及早到艾滋病自愿咨询检测点进行咨询检测，了解自身HIV感染状况。

（2）HIV感染者和艾滋病患者每年至少进行一次结核病检查，包括痰涂片和胸部X线检查，掌握结核杆菌感染或发病情况。

（3）HIV感染者和艾滋病患者更易感染结核杆菌，应及早进行结核病预防性治疗，这样既可以有效防止结核杆菌感染，又可以减少潜伏感染者发展成活动性结核病患者。

87 结核杆菌/艾滋病病毒（TB/HIV）双重感染者的结核病能治好吗？

答案：能！

TB/HIV双重感染者抗结核治疗疗程与普通结核相同，谨遵医嘱科学治疗是可以彻底治愈的。

88 什么是耐药结核病？

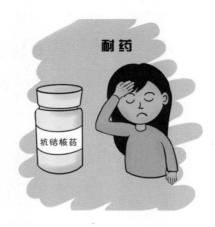

耐药结核病也是由结核杆菌导致的结核病，但患者体内的结核杆菌经人体外的药物敏感试验或分子生物学基因检测证实不能被一种或一种以上的常用抗结核药杀死（即该药物对其无效）。

89 不规范治疗是不是会导致耐药结核病？

答案：是！

通常发生耐药结核病有两种情况：一是普通结核病患者按医生要求坚持规范全程治疗，基本都是能治愈的，但在治疗过程中如存在擅自停药或减药、间断用药、治疗疗程不足或用药剂量不足、用药方案不当等情况，则结核杆菌会在人体内大量繁殖，并有可能产生基因突变，产生耐药结核杆菌，发展为耐药结核病。二是被耐药结核病患者传染，一旦发病，则直接是耐药结核病。

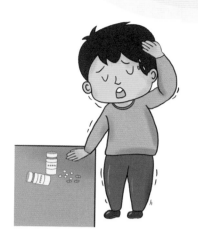

90 耐药结核病有专门的医院诊断治疗吗？

答案：有！

一般各市（州）级和省级结核病定点医疗机构是耐药结核病的诊疗机构。目前诊断耐药结核病，除了常规的痰涂片和胸部X线检查，还要进行分子生物学基因检测快速筛查耐药结核病，也可对患者的痰标本进行培养后做传统药物敏感试验确诊是否是耐药结核病。

91 耐药结核病比普通结核病的危害更大吗？

答案：是！

耐药结核病的危害有以下三个方面：

（1）耐药结核病患者如果未得到及时规范治疗，可能导致耐药结核杆菌的感染传播，被传染者一旦发病就是耐药结核病，社会危害大。

（2）耐药结核病治疗难度大、治疗费用高、治疗时间长，可能给患者家庭带来沉重的经济负担和心理负担。

（3）耐药结核病如果不坚持规范全程治疗，容易导致广泛耐药，几乎无药可治。

92 耐药结核病与普通结核病的治疗方案相同吗？

答案：不同！

普通结核病一般经过6~8个月的规范治疗，基本能完全治愈。耐药结核病相比普通结核病：一是确诊时间更长，其传染期也更长；二是耐药结核病的治疗需要使用二线抗结核药，治疗时间更长、治疗费用更高、药物不良反应更多；三是耐药结核病治疗难度大，治疗效果也不如普通结核病好。

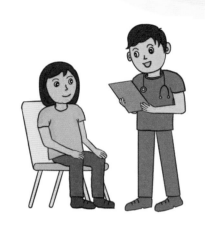

93 耐药结核病患者需要住院吗？

答案：需要！

耐药结核病患者一般有条件的建议住院两个月。选择有效的抗结核药联合使用才可以有效杀灭患者体内的耐药结核杆菌。耐药结核病的治疗比普通结核病复杂得多，医生需要对患者体内的结核杆菌进行体外检测，确定患者体内的结核杆菌对哪些药物耐药、对哪些药物敏感，再选择有效药物组成联合杀灭结核杆菌的有效治疗方案，需要的时间较长，住院治疗有利于医生制订适宜患者的治疗方案，观察患者用药后是否有药物不良反应，有则及时处置，同时，有利于将耐药结核病患者（传染源）在院内进行隔离，降低耐药结核杆菌传染给他人的风险。

94 耐药结核病患者治疗期间需要复查吗？

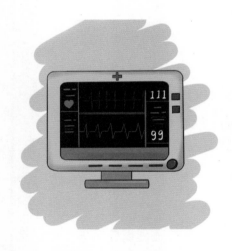

答案：需要！

耐药结核病患者治疗期间的定期复查对治疗效果、是否需要调整治疗方案的判定具有很重要的意义。强化期（前6个月）每月复查，复查的项目有痰涂片、痰培养、血尿常规、肝肾功能以及体重等。继续期每两个月复查，复查的项目有痰涂片、痰培养、血尿常规、肝功能、体重等。使用贝达喹啉、莫西沙星、氯法齐明的患者需每月复查心电图。如果出现病情加重或抗结核药严重不良反应，必须随时检查。

95 治疗期间耐药结核病患者需要接受结核病定点医疗机构的哪些健康管理？

耐药结核病患者的疗程长达9～24个月，为保障患者在治疗过程中坚持规律用药，完成规定的疗程，必须对患者采取有效的管理：所有的耐药结核病患者均在经过专门培训的医务人员直接面视督导下，服药下肚。首先由市（州）级耐药结核病定点医疗机构通知患者居住地的疾病预防控制中心/基层医疗机构落实相关治疗管理的医务人员，医务人员得到通知后上门访视患者，确定服药时间，面对面开展健康教育宣传，管理中还要询问患者有无不良反应，告知用药注意事项、每月复查时间等。

96 耐药结核病患者不按医生要求服药有危险吗？

答案：有！

耐药结核病患者不按医生要求服药，擅自减少药量，或者吃吃停停，甚至停药，这样服药后果非常严重，可引发"广泛耐药结核病"。"广泛耐药结核病"被行内有关专家称为"可通过空气传播的癌症"，传染性强，易使家人及亲友感染，医疗费用高，治愈率低。

97 耐药结核病能治好吗？

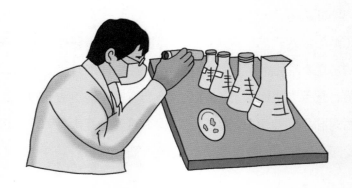

答案：能！

耐药结核病只要规范、联合用药，坚持全程治疗，大部分能治好。耐药结核病患者以痰培养作为治疗转归的主要判定依据。强化期后最少连续3次痰培养阴性，每次培养间隔时间至少30天，就判定为治愈。如果患者完成规定的疗程后，没有证据显示治疗失败，但没有记录表明在强化期后最少连续3次痰培养阴性，此时就判定为完成疗程。治愈和完成疗程都算作治好了。

耐药结核病治好后还会传染给他人吗?

答案:不会!

一般耐药结核病经规范治疗且被医生判定为成功治疗后,就不具有传染性了,不会传给他人,可以正常学习和工作。

外出务工人员是否容易得结核病?

答案:是!

外出务工人员大多从事高强度体力劳动,且长时间熬夜加班,经常休息不好、吃不好,营养跟不上,出现身体消瘦,免疫力下降,感染结核杆菌容易发病,加之工友集体居住,传染机会增加。外出务工人员一旦患了结核病,要及时到居住地结核病定点医疗机构就诊,接受正规治疗,切莫随意到个体诊所和药店买药服用。

100 同舍工友得了结核病，可以正常交往吗？

答案：可以！

如果同舍工友得了结核病，不必过于恐慌，尽量避免无防护直接接触，勤洗手、多通风、多锻炼、戴口罩，及时进行结核病筛查。

101 得了结核病，将来还能外出务工吗？

答案：能！

结核病患者按时服药、定期检查，经6～8个月绝大部分能治愈，治愈之后不传人，同时加强营养支持和休息，身体能恢复正常的劳动能力，完全可以外出务工。但是特别劳累或重的体力活儿最好不干，否则容易导致机体免疫力下降，增加再次感染的风险。

102 外出务工时结核病患者坚持治疗是否很重要?

答案: 很重要!

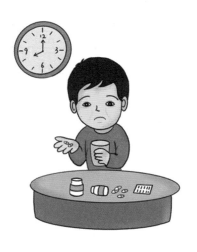

外出务工得了结核病千万不能忽视，要按照医生的嘱咐，坚持治疗，按期复查，多吃肉、多休息、多锻炼、多洗手，养成良好的卫生习惯，这样做是可以治愈的。若不坚持治疗，治疗不彻底，则容易复发，导致耐药发生，使治疗时间更长、治疗难度更大、治疗费用更高、家庭负担更重。

103 外出务工的结核病患者更换工作地点或回老家，是否要更换治疗机构？

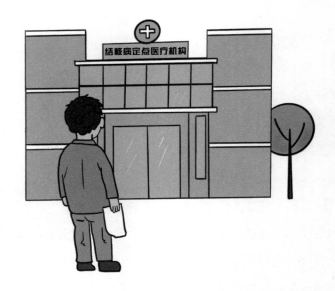

答案：是！

按照属地化管理原则，外出务工的结核病患者最好在居住地的结核病定点医疗机构接受治疗，如果在服药期间要更换工作地点或回老家，可以详细告诉医生新工作地址或老家的地址，记录好服用药物的种类和身体的相关不适，整理好检查报告和结果，到新工作或老家的结核病定点医疗机构进行登记，将服药类别和身体不适完全告知医

生，同时将检查报告一并交给医生看，这样医生就会按照
以前的治疗方案开药，患者就不会中断治疗。